S. A. G. N° 1369

Fédération

DES

SOCIÉTÉS DE GYMNASTIQUE

DE LA

RÉGION du SUD-EST

FONDÉE EN 1884

·❋·

Education physique, Sports

Préparation au Service militaire

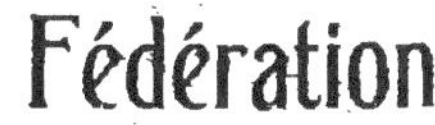

RÉSUMÉ

DES CONFÉRENCES D'ANATOMO-PHYSIOLOGIE

appliquées à l'Education physique

faites aux Cours de Moniteurs de la Fédération

par M. le Médecin-Major GOSSWILLER

du C. R. I. P. de Lyon

ANNÉE 1922

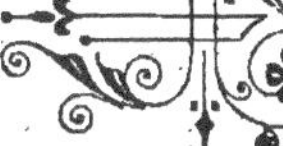

Prix : 1 Fr.

AVANT-PROPOS

La *Fédération des Sociétés de Gymnastique de la Région du Sud-Est* est le groupement *Régional* d'Education physique le plus important de France.

Fondée en 1884, à Lyon, elle englobe actuellement un effectif de près de trente mille membres et les rayons bienfaisants de son organisation, s'étendent sur 24 départements de notre beau Pays.

Chaque année, la *Fédération* organise des cours de moniteurs dans plusieurs villes du Sud-Est, et nombreux sont les élèves qui acquièrent ainsi les notions et les capacités nécessaires à la direction technique et à l'éducation physique de la jeunesse.

Le programme des Cours de Moniteurs est vaste ; il comprend huit séances de six heures. La répartition des cours est la suivante :

a) Exercices d'ordre, marches, évolutions ; *b*) préliminaires libres ; *c*) barres fixes ; *d*) barres parallèles ; *e*) anneaux ; *f*) cheval-arçons ; *g*) sauts ; *h*) courses ; *i*) jeux et sports ; *j*) gymnastique athlétique ; *k*) leçons-types ; *l*) conférences sur les devoirs du moniteur ; *m*) conférences sur l'hygiène, but et rôle social de l'éducation physique ; *n*) conférences par un médecin sur l'anotomo-physiologie appliquée à l'éducation physique ; *o*) examens de fin de cours.

Le Bureau fédéral ayant suivi de très près les Conférences faites aux Cours de Moniteurs de Lyon, par M. le Médecin-Major GOSWILLER a résumé ces Conférences en une petite brochure, qu'il est heureux de pouvoir présenter aujourd'hui à tous ceux que le problème de l'éducation physique intéresse.

Le *Résumé des Conférences d'Anatomo Physiologie appliquées à l'éducation physique*, sera vivement apprécié, car il complétera très utilement l'enseignement reçu aux Cours de Moniteurs de la *Fédération du Sud-Est*.

Le Moniteur général,	*Le Président,*
E. FRAIROT, I. 🏵.	L. JACQUET, ✳, I. 🏵, ✳✳.
Membre de la Commission technique	Membre du Comité de permanence
de l'Union de France.	de l'Union de France.

Le Secrétaire général : B. FAYOLLE, 🏵, ✳.

RÉSUMÉ DES CONFÉRENCES

D'ANATOMO-PHYSIOLOGIE, APPLIQUÉES A L'ÉDUCATION PHYSIQUE

Faites aux Cours de Moniteurs de la Fédération du Sud-Est

(ANNÉE 1922)

Par M. le Médecin-Major GOSSWILLER, du C. R. I. P., de Lyon

Introduction. — Exposé du plan général. — Le manuel d'éducation physique, dû aux membres dévoués de la Commission technique et créé par eux en vue de la parfaite instruction des candidats moniteurs de la Fédération du Sud-Est, présente dans ses premières pages un chapitre d'hygiène générale qui débute ainsi :

« *La crainte des tours de force* empêche beaucoup de parents de laisser leurs enfants s'adonner aux exercices physiques. L'éducateur doit les rassurer en leur prouvant par des exemples et en leur montrant par les méthodes appliquées que *tout exercice adapté à l'âge et à la santé d'un enfant est un bienfait.*

« C'est davantage encore, car dans les limites indiquées ici, c'est une nécessité pour *le plein développement du corps et la santé dans la vie.* »

Il est donc nécessaire que le médecin souligne *les heureux effets* de l'éducation physique bien comprise et *les dangers* de l'éducation physique mal ordonnée.

A des moniteurs, destinés à l'éducation des enfants et des adolescents, la connaissance de la croissance humaine, dans ses grandes lignes, est indispensable.

Principes généraux de la croissance humaine.

I. - La constitution du corps humain est variable aux divers âges. Certains organes apparaissent alors que d'autres disparaissent. Par exemple, le *thymus,* homologue du ris de veau, est très développé à la naissance, suspendu en quelque sorte entre les deux poumons ; il décroît lentement à partir de deux ans ; il semble jouer un *rôle de suppléance vis-à-vis des glandes génitales,* car il est complètement disparu lorsqu'elles amorcent leur développement.

II. — La croissance est « *la transformation continue que subit un corps d'enfant* dans son ensemble et dans chacune de ses parties pour devenir adulte ». (Définition du docteur Godin, professeur à l'Institut Jean-Jacques Rousseau, de Genève.)

III. — La croissance ne peut être mesurée qu'en tenant compte de *toutes les dimensions* du solide humain (taille, poids, périmètres thoraciques, etc.). Ces mesures doivent être *renouvelées périodiquement* pour permettre d'établir des *courbes de contrôle*.

La taille ne donne des renseignements intéressants que si, à côté de la taille totale, on détermine la *taille des divers segments du corps*, dont l'importance est variable.

IV. — Pour en faciliter l'étude, on peut décomposer la croissance en *trois phases :*

a) *De 0 à 6 ans.* — Cette première phase va comprendre : *la première enfance ou petite enfance* (de 0 à 30 mois, de la naissance à la dentition de lait réalisée) et *la deuxième enfance ou moyenne enfance* (de 30 mois à 6 ans, âge de la première dent définitive).

C'est une phase *d'allongement proportionnel.*

b) *De 6 à 14 ou 16 ans.* — Cette seconde phase va comprendre : *la troisième enfance ou grande enfance* (âge scolaire, allant de la dentition définitive aux premières annonces de la puberté, 12 ans pour les filles, 14 ans pour les garçons) et *l'adolescence* (avec le stade prémonitoire de la puberté et la puberté proprement dite). Cette seconde phase commence avec l'apparition des dents définitives et se termine à celle des dents complémentaires.

C'est une phase *d'allongement proportionnel modéré.*

c) *De 14 à 20 ans (filles) ou de 16 à 25 ans (garçons).* — Cette troisième phase va de la puberté à la nubilité ; pendant sa durée, la formule dentaire se parachève.

C'est une phase *d'élargissement proportionnel.*

Evolution de ces trois phases.

a) Première phase.

1° Taille à la naissance { 0 m. 50 (garçons). / 0 m. 49 (filles).

Accroissement. { elle augmente de 0 m. 20 pendant la 1re année. / — 0 m. 10 — 2e — / — 0 m. 07 — 3e — / puis elle se ralentit jusqu'à 4 ou 5 ans.

A 3 ans, l'enfant a la moitié de sa taille définitive ; à 5 ans, il double sa taille de naissance.

Remarque. — Les parties les plus développées à la naissance sont celles qui, plus tard, se développent le moins, par exemple, la tête, le ventre.

Milieu du corps. — A la naissance, il est un peu au-dessus de l'ombilic; à 3 ans, il se trouve à mi-chemin, entre l'ombilic et le pubis (rebord antérieur du bassin).

Membres. — Les membres inférieurs doublent de longueur avant 3 ans. L'enfant s'allonge surtout par les membres inférieurs et spécialement par les jambes.

2º Organes internes principaux:

Les *poumons* s'accroissent lentement et irrégulièrement. Le tout jeune enfant respire avec son ventre, le petit garçon avec ses côtes inférieures, la petite fille avec ses côtes supérieures. Le rythme respiratoire est de 44 mouvements de soufflet à la minute, au moment de la naissance; le ralentissement se produit graduellement avec l'âge, pour tomber, chez l'adulte, aux chiffres de 16, 12 ou même 10.

Le *cœur* augmente énormément de volume pendant la première année, puis se ralentit jusqu'à la puberté. Son rythme qui, à la naissance, est de 130 battements par minute, diminue, lui aussi, graduellement pour atteindre les chiffres de 75, 65 chez l'adulte.

Le *cerveau*, rudimentaire à la naissance, a doublé de volume au 16º mois. A 3 ans, il a triplé pour atteindre presque le volume de l'adulte, à 4 ou 5 ans.

La *moelle épinière* a presque les caractères de celle de l'adulte à la naissance. La moelle épinière est le centre qui préside aux mouvements inconscients, instructifs, automatiques, alors que le cerveau réglemente les actes volontaires et conscients. Il est donc facile de comprendre pourquoi l'un de ces organes devance l'autre dans son développement.

3º Poids. — Chiffre moyen à la naissance : 3 kgs 500. Il triple pendant la première année, puis son augmentation est moins rapide après la deuxième année.

4º Allure générale. — Plus l'enfant est petit, plus sa tête est grosse et ronde; plus tard, elle devient ovale, le ventre rebondit, les épaules sont étroites, les mains petites, les pieds courts, les formes sont arrondies et boursouflées.

b) Deuxième phase.

Vers 6 ans, l'enfant se débourre; sa silhouette s'amincit, son ventre s'efface, sa poitrine se développe, ses membres s'allongent.

Jusqu'à 6 ans, l'enfant était un parasite externe pour sa mère, après avoir été un parasite interne durant la grossesse; à 6 ans, l'enfant suit son père.

1º Taille. — L'accroissement annuel moyen est de 56 millimètres. Souvent, entre 14 et 16 ans, il se fait une poussée de 7 ou 8 centimètres, c'est la *poussée prémonitoire de la puberté*. A 7 ans, l'enfant a les 2/3 de sa taille future; vers 10 ans, il en a les 3/4. De 5 à 10 ans, la taille augmente en été et le poids en hiver (phénomène d'alternance).

Mauvaises influences : misère, guerre, mauvais logement, étroit et mal aéré, habillement défectueux.

Vers 11 et 12 ans, les filles dépassent les garçons en taille et en poids, pour la bonne raison que les filles entrent dans la puberté avant les garçons, mais, plus tard, les garçons reprennent la supériorité.

Comment se fait la croissance en hauteur ?

Grâce à l'activité *des cartilages de conjugaison*. Ce sont des disques de cartilages qui persistent malgré l'imprégnation progressive du squelette cartilagineux primitif par les *sels de chaux* (phénomène de l'ossification). Ces disques se trouvent sur les os longs des membres, vers les articulations; ils unissent (d'où le mot conjugaison) la partie moyenne des os longs à leurs deux extrémités. Ces cartilages de conjugaison ont pour rôle de secréter en quelque sorte de l'os (d'où allongement) et quand la croissance est finie ils s'ossifient à leur tour.

Aussi, défense absolue de les meurtrir, de les étouffer; en ne livrant pas et en ne laissant pas se livrer aux exercices de force les tout jeunes pupilles, on assure la sauvegarde de leurs cartilages de conjugaison.

Les exercices de force rendent les muscles trop rétractés au repos, trop durs, trop toniques chez les jeunes. Et comme les muscles passent au devant des cartilages de conjugaison, ils étouffent leur expansion et ils les font s'ossifier. *Résultat: arrêt de la taille.*

Comment se fait l'accroissement des os en épaisseur ?

Par le périoste, membrane collée intimement sur la surface des os, capable de sécréter de l'os par sa face profonde (découverte du chirurgien lyonnais Ollier qui fit faire de grands progrès à la chirurgie osseuse).

Loi de l'alternance. — Quand un os s'accroit en longueur, l'accroissement en épaisseur s'arrête et vice-versa.

2° *Développement relatif des régions du corps.* — A 8 ans, la taille totale comprend 6 fois 1/3 la hauteur de tête; le milieu du corps est à peu près au niveau du pubis. A 12 ans, la taille totale comprend 7 fois la hauteur de tête, le milieu du corps est exactement au niveau du pubis.

3° *Poids.* — De 12 à 14 ans, augmentation annuelle de 3 kilos environ, mais accroissement renforcé à la veille de la puberté. A 6 ans, poids : 18 à 20 kilos (double du poids en fin de 1re année). De 12 à 16 ans, les garçons passent de 30 à 53 kilos et les filles de 30 à 45 kilos.

Ce ne sont là que des moyennes, mais elles montrent la suractivité qui caractérise la puberté.

4° *Force musculaire*. — Muscles inexistants pour ainsi dire : néanmoins, en lutte d'opposition, deux bambins de 7 et 8 ans tiennent tête à leur père.

On aurait à 7 ans la moitié de sa force d'adulte.

5° *Capacité respiratoire*. — On peut s'en faire une idée par la mesure des périmètres thoraciques et de la capacité vitale.

a) *Pour mesurer les périmètres thoraciques*, placer le mètre souple bien à plat, bien horizontal, à un centimètre en dessous de la ligne des mamelons (plan fixé par le Congrès d'anthropologie de 1913). Auparavant, faire lever les bras au sujet pour éviter de prendre une trop grosse épaisseur des muscles pectoraux.

Le sujet ayant baissé les bras, après la mise en place convenable du mètre souple, on mesure *le périmètre du repos, dit moyen*, puis *celui de l'inspiration forcée et celui de l'expiration forcée*.

Le nombre de centimètres qui sépare l'un de l'autre les deux derniers périmètres exprime *l'élasticité thoracique*, élément très important sur lequel repose le bon fonctionnement du soufflet thoracique.

b) *Spirométrie*. — C'est la mesure de la capacité vitale, c'est-à-dire de la quantité d'air que le soufflet respiratoire (poumons et thorax) met à la disposition de chacun de nous pour ses besoins vitaux.

Les spiromètres sont des cloches métalliques reposant sur l'eau ou des appareils à ressorts et à hélices dans lesquels on expire vigoureusement par un tube tout l'air contenu dans la poitrine à la suite d'une inspiration forcée, des curseurs indiquent les résultats.

La spirométrie est difficile avant 7 ans, car l'enfant truque ou bien il s'époumonne.

Voici quelques chiffres..........
{ à 7 ans, 0 litre 66.
{ à 12 ans, 1 litre 47.
{ à 14 ans, 1 litre 83.

6° *Silhouette*. — Elle se précise vers 10 ans. A l'approche des 13 ans, se produit l'orientation masculine ou féminine (inflexions vertébrales, élargissement du bassin).

La croissance osseuse en longueur se ralentit : le système osseux est plus solide, mais encore malléable : le système musculaire s'ébauche

Les poumons et le cœur sont mieux adaptés, mais peu résistants. Le système nerveux a atteint son évolution de croissance ; la mémoire s'était éveillée à 3 ans : à 7 ou 8 ans, elle retient pêle-mêle ; elle ne classe les idées que plus tard, une fois perfectionnée et aidée par les autres facultés cérébrales.

c) Troisième phase.

Le début de cette phase est précédé par *la puberté*, elle se rattache dans notre délimitation des phases à la seconde, mais il est plus rationnel, au point de vue évolutif, de faire sa description comme un prélude de la troisième phase.

La puberté est ce stade de la croissance où le principe de germination provoque une transformation de l'organisme qui le mûrit et parfait ainsi la fonction de reproduction.

Les signes extérieurs sont les *poussées de poils des régions génitales et des aisselles*, auxquels s'ajoutent les *premières règles* pour la femme et la *première éjaculation* pour l'homme. En plus de cela, se produit le phénomène de *la mue de la voix*, produit par l'allongement assez brusque des cordes vocales et l'élargissement du larynx ; cet allongement est plus marqué chez l'homme que chez la femme ; aussi un octave sépare la voix du garçonnet de celle de l'homme, alors qu'un ton ou deux différencient la voix de la fillette de celle de la femme. Enfin, chez la femme surtout, *le cou augmente de dimensions*, par suite du gonflement de la glande thyroïde, située en avant du larynx.

La puberté dure deux ans, au cours desquels la croissance progresse d'une manière un peu spéciale. L'accroissement en longueur fait place à celui des dimensions de grosseur et de largeur.

L'adolescent commence à s'étoffer musculairement, mais c'est *un nouveau riche musculaire* et il faut l'empêcher de gaspiller sa fortune dans les exercices au-dessus de ses forces ; *ses muscles manquent de résistance*.

En même temps que les muscles se révèlent, le tronc, où sont enfermés les grands appareils chargés des grandes fonctions organiques, gagne de l'ampleur ; *l'adolescent plastronne*.

Il ne faut pas oublier que le cœur est un muscle et que, comme tel, il doit être ménagé au même titre que l'ensemble du système musculaire ; donc veiller à ne pas le claquer par des exercices de vitesse prématurés, est un devoir de conscience.

Modifications psychologiques. — La puberté effarouche la fille et exalte le garçon. La puberté est donc bien un « âge critique » tant au moral qu'au physique, elle exige une extrême délicatesse de ceux qui l'abordent et mérite une grande considération.

Mais une fois que les troubles d'ordre émotionnel sont passés, l'ordre se rétablit et la différence est alors frappante entre le pubère et l'impubère. L'un se comporte comme un homme, l'autre est resté un gamin, aussi, nécessité absolue de les séparer au triple point de vue physique, moral et intellectuel.

Les retards de la formation dévoilent un mauvais passé et présagent un redoutable avenir.

Entre la fin de la puberté et la nubilité, s'étend la période internubilo-pubertaire, d'une durée de trois ans au minimum, pendant laquelle l'être humain complète son perfectionnement. Mais, en principe, on doit admettre que la femme n'est réellement femme qu'à 20 ans, que l'homme n'est vraiment homme qu'à 25 ans. Voilà les âges rationnels de nubilité en ce qui concerne la moyenne de notre race.

V. — *Conclusion.* — Il faut dégager de tout ce qui précède que l'éducation physique, enfantine et juvénile, doit être guidée et dominée par le principe formel de la progression prudente.

Il faut donc attendre pour glisser dans les progressions, les exercices de force et de vitesse ainsi que les grands jeux sportifs, que le double dispositif osseux et musculaire de l'architecture soit nettement amorcé en vue de la résistance. Jusque-là on n'est autorisé à appliquer aux jeunes que des exercices de développement général et les jeux modérés.

C'est pour cela qu'il est indispensable que le médecin et l'éducateur physique ne fassent qu'un.

Les méfaits des exercices physiques.

Introduction. — Parmi les obstacles qui entravent dans notre pays l'élan des propagateurs des exercices du corps, il en est un qui vient des principaux intéressés, *les parents* ; ils redoutent, sans oser l'exprimer bien fort, que leurs enfants *prennent du mal en se livrant aux exercices.*

Leurs craintes sont-elles fondées ? Autrement dit, *les exercices physiques sont-ils susceptibles de causer des méfaits ?*

I. — Les craintes paternelles et surtout maternelles ont été déclanchées par les engins de gymnastique qui servent aux acrobates de cirque à exécuter leurs *tours de force*, suivant l'expression inexacte consacrée par l'habitude.

Depuis le colonel Amoros, gymnastique aux agrès et exercices physiques sont synonymes en France : on *prend une partie pour le tout et on éveille ainsi l'idée de danger.*

II. — Les parents visent surtout les traumatismes osseux, luxations ou fractures, voire même les hernies ; mais, fait bien plus important, *la gymnastique aux appareils est surtout mal adaptée aux besoins hygiéniques de l'enfant et du tout jeune homme.*

III.— Les exercices du corps sont taxés d'engendrer beaucoup de *troubles passagers de la santé* (rhumes légers, poussées de fièvre ou autres affections plus ou moins accusées, mais toutes affections bénignes ne durant qu'un jour ou deux). Il y a là une part de vérité.

IV. — Quand l'enfant débute dans la pratique des exercices physiques, en plus de la fatigue banale, il peut présenter des *troubles respiratoires et circulatoires :*

a) L'enfant ne doit jamais chercher à lutter contre l'essoufflement excessif.

Il y a *trois phases dans l'essoufflement :*

1° *Phase de suractivité respiratoire.* — Les mouvements respiratoires s'accélèrent pour éliminer au fur et à mesure de sa production l'acide carbonique résultant du travail d'un grand nombre de muscles (course).

Le sujet éprouve une sensation de bien-être ; son visage est frais et rose, reflétant la suractivité fonctionnelle de l'organisme ; *phase salutaire ;*

2° *Phase de déréglement respiratoire.* — Le poumon est débordé et ne peut plus faire face à la surproduction excessive de l'acide carbonique.

Le sujet éprouve une sensation de barre ou d'étau thoracique ; sa vue se trouble, ses oreilles tintent ; il est de moins en moins maître de ses mouvements. Son teint devient plombé, son visage se marbre (plaques de congestion alternant avec des plaques de pâleur) ; *phase alarmante ;*

3° *Phase de syncope et d'asphyxie.* — Phase dangereuse.

En conséquence, faire attention aux troubles respiratoires chez les enfants dans les exercices de vitesse mal réglés.

b) Nécessité aussi de surveiller un enfant qui se plaint de palpitations. *Dans les exercices de vitesse, le cœur est surmené comme le poumon, les troubles circulatoires viennent compliquer l'essoufflement.*

Les exercices de vitesse mal réglés amènent d'abord l'hypertrophie du cœur, puis à la longue sa dilatation.

V. — Du côté des jointures, il faut craindre que la pratique des exercices physiques entraîne l'apparition d'une *arthrite* ou d'une *ostéite épiphysaire.* On entend par épiphyses, les extrémités des os longs des membres ; or, comme la croissance en hauteur se fait par les cartilages de conjugaison (se reporter au résumé de la première conférence), vers les articulations, les épiphyses, congestionnées du fait du voisinage de cet actif fonctionnement, peuvent s'enflammer.

VI. — L'abus des exercices physiques peut provoquer des *états fébriles* (pouls accéléré, température élevée) qu'il ne faut pas confondre avec un abattement nerveux passager.

Il existe une *fièvre de surmenage très analogue aux affections typhoïdes. La fatigue musculaire joue un rôle important dans la production des maladies* (fièvre typhoïde, pneumonie, érysipèle, etc.).

Dans les coups de chaleur, le rôle du surmenage est très net et très important.

VII. — *Il faut redouter davantage la fatigue nerveuse que la fatigue musculaire chez les enfants.*

Les exercices appliqués ne leur valent rien, car ils excluent l'entrain ou épanouissement vital qu'ils remplacent par la tension nerveuse.

L'enfant, au lieu d'être essoufflé, animé, épanoui, est *pâle, abattu et énervé. La fragilité nerveuse* de l'enfant permet à la moindre indisposition de faire surgir chez lui le *délire*, le *coma* et autres symptômes effrayants qu'on a étiquetés du nom de *fausses méningites.*

Il en est de même pour les exercices nécessitant un gros effort de volonté ; le cerveau doit intervenir pour délivrer à l'organisme une forte dose d'influx nerveux.

En conséquence, les exercices difficiles (agrès, escrime, etc.) *ne valent rien pour les enfants qui sont des faibles et des nerveux. Pour eux, pas d'applications extrêmes et pas d'efforts musculaires intenses.*

VIII. — Au moment de la *puberté* (se reporter au résumé de la première conférence), il se fait une *véritable poussée de sève* dans l'organisme ; l'enfant est fatigué par la croissance.

Du fait du travail des cartilages de conjugaison, les extrémités des os longs sont le siège d'une circulation sanguine très active. *L'enfant accuse des tiraillements et des pesanteurs dans les jointures.*

Donc, pas d'exercices avec engins qui risquent de meurtrir et *d'enflammer les jointures*, sinon on s'expose à voir se produire le *typhus des os*, caractérisé par des abcès au voisinage des articulations, affection souvent mortelle.

IX. — *Dans la dernière période de l'adolescence*, vers la vingtième année, le jeune homme n'est pas encore tout à fait mûr. Si, à 20 ans, l'adolescent a la taille, l'aspect extérieur et même la puissance musculaire de l'homme, *ce qui lui manque, c'est la résistance et il est de ce fait prédisposé à la courbature, aux fièvres de fatigue et au surmenage.*

X. — Les exercices physiques, dit-on, donnent peut-être la force, mais pas la santé.

On peut voir des diabétiques, des cancéreux, des tuberculeux accuser au dynamomètre une énergie musculaire au-dessus de la moyenne et, inversement, des hommes de santé parfaite ne faire preuve que d'une force musculaire très faible.

La force musculaire est le résultat des effets locaux des exercices; la santé, c'est-à-dire le fonctionnement de toutes les grandes fonctions, est le résultat des effets généraux des exercices.

XI. — Les exercices à effets locaux hypertrophient les muscles et on les a accusés de créer des déformations et des asymétries. Les exercices physiques peuvent donc être des déformateurs et des perturbateurs de l'esthétique.

Ils peuvent aussi arriver à limiter les mouvements par le raccourcissement des muscles (par exemple, légère flexion permanente du coude avec limitation de l'extension). Si cette déformation n'a pas une importance énorme au membre supérieur, elle peut être *une cause de difformité, là où la bonne attitude exige la rectitude.* C'est ainsi qu'à la colonne vertébrale, on observera des *cyphoses* (dos ronds), exagération de la courbure dorsale vertébrale par prédominance d'action des muscles fléchisseurs sur les extenseurs. Si les fléchisseurs latéraux de cette même colonne vertébrale ont travaillé plus d'un côté que de l'autre, on remarquera une *scoliose* (déformation latérale de la colonne vertébrale).

Nécessité absolue de s'opposer à ces déformations et déviations dès qu'elles apparaissent, en prenant conseil du médecin au point de vue des exercices redresseurs à mettre en œuvre.

XII. — Les exercices physiques ne sont pas capables de changer les proportions fondamentales du corps, de faire d'un homme trapu un type élancé.

Le travail musculaire localisé dérange l'harmonie du corps.

L'organisme humain ne demande qu'à être guidé dans sa tendance naturelle à se développer suivant certaines lignes régulières dont le type héréditaire établit les proportions ; or, souvent, les exercices physiques portent obstacle à la régularité de ce développement.

Conclusion. — Tels sont les défauts et les inconvénients de l'abus et de l'application mal raisonnée des exercices physiques.

Pour faire œuvre utile, il ne suffit pas de recommander sur tous les tons les exercices du corps ; des règles rationnelles et un contrôle scientifique s'imposent, car, parfois, les exercices physiques peuvent être nuisibles.

Les effets utiles de l'éducation physique.

Introduction. -- Puisque c'est à la suite d'expériences faites sur les animaux, surtout le cheval et le chien, que l'on est arrivé à déterminer le fonctionnement des divers organes de l'homme, *pourquoi ne pas tirer de l'observation de ces mêmes animaux bien portants les lois qui doivent présider à l'édification et au perfectionnement de l'être humain?*

De nos jours encore, l'élevage du jeune animal est mieux compris que l'élevage de l'enfant.

L'hygiène du cheval comporte deux périodes bien distinctes : l'une, *de développement,* qui regarde l'éleveur (importance de la bonne nourriture, de l'aération large et de l'exercice libre) ; l'autre, *de perfectionnement,* qui concerne l'entraîneur (réservée au travail musculaire méthodiquement appliqué).

I. -- *Avant 15 ans, l'enfant est encore dans la période d'élevage* (chairs molles, squelette fragile, muscles faibles, taille et corpulence en voie d'évolution). Il faut donc *favoriser son développement matériel* jusque là et éviter tous les obstacles à la marche normale de sa croissance.

Jusqu'à cet âge, ni exercices appliqués, ni exercices de force, comme l'escrime, les agrès et les équilibres, car ces exercices provoquent, chez l'enfant, une déperdition organique, un épuisement nerveux pour les uns, des malformations musculaires et des arrêts de taille pour les autres (dont le monde connaît l'aspect des enfants de la campagne dit « noués », quand ce ne sont pas des accidents plus graves d'arthrite et de périostite suppurées (voir conférence précédente).

Si le défaut de travail physique étiole l'enfant, l'excès et la mauvaise qualité de ce travail le rabougrit et le déforme.

II. -- *L'exercice physique, au point de vue hygiénique, est un moyen et non un but.* L'hygiène exige la *santé* avant la force et l'adresse, qui n'est que de la force bien utilisée.

La *santé* réside dans *l'équilibre de nos grandes fonctions vitales,* dont l'exercice physique doit respecter et maintenir le parfait état d'harmonie.

Sans exercices physiques, l'enfant s'étiole comme une plante mal soignée, et il s'étiole autant dans ses os et ses muscles que dans ses fonctions organiques : sa *santé* morale est menacée au même titre que sa santé physique.

III. -- Il faut préciser ces mots *exercices physiques* : on distingue parmi eux, en effet, *les exercices naturels ou simples,* comme la course, et *les exercices artificiels ou difficiles,* comme l'escrime, les agrès, etc. Qui dit « exercices naturels » ne doit pas impliquer l'idée d'une simplicité qui frise la négation de l'effort ; non, car, dans les exercices naturels, la difficulté réside dans la perfection plus grande que l'on recherche.

Les exercices naturels conviennent admirablement aux enfants au-dessous de 15 ans à qui ils plaisent ; ils en tirent rapidement profit. La gymnastique artificielle, à cet âge-là, est une funeste mesure dont est responsable le régime scolaire qui, par elle, cherche à solutionner le difficile problème du temps et de l'espace à consacrer à l'exercice physique des enfants. Il oublie qu'au lieu de l'effort intense et rare, ce qu'il faut à l'enfant, c'est l'exercice modéré et fréquent.

En terme d'éducation physique, on ne rachète pas la rareté par l'intensité.

Chez l'enfant, il ne faut pas localiser, mais généraliser l'effort musculaire ; l'effet de l'exercice ne doit pas se traduire chez lui par de la fatigue locale, mais par un bénéfice général dont la manifestation réside dans *l'activité plus marquée des deux grandes fonctions respiratoire et circulatoire.*

Les exercices de « plancher » qui, pratiqués *dans un bain d'air et de soleil,* s'adressent à tous les groupes musculaires, sont *excellents* au point de vue hygiénique, mais ils sont peu *récréatifs* et demandent, pour être profitables, un effort de volonté à l'enfant.

IV. — *La meilleure forme d'exercices naturels, c'est le jeu,* qui n'est que la réglementation plus ou moins méthodique des *mouvements instructifs ;* il est *hygiénique* et *récréatif ;* il n'est fait que de mouvements connus, tout en laissant le champ libre à la force et à l'adresse des enfants.

Une condition est nécessaire, c'est l'entrain.

Les Belges font alterner jeux et exercices de plancher ; ceux-ci ne sont plus alors fastidieux ni monotones.

Avec quelques heures par jour d'un jeu actif, l'enfant étiolé récupère en quelques semaines le fonctionnement régulier de tous ses organes et l'équilibre parfait de ses fonctions et de son caractère.

V. — *Par quel phénomène s'opère ce coup de fouet solitaire ?* Il est dû surtout à *l'influence de l'exercice sur la respiration* qui est *la fonction capitale.* Dans son jeu, l'enfant absorbe *7 fois plus d'air* qu'au repos, c'est-à-dire *7 fois plus d'oxygène,* principe plus indispensable à la vie que l'eau et le pain.

L'exercice physique assure le développement des poumons ; les poumons ne sont qu'un *comptoir d'échange,* de 200 mètres carrés de surface, où la *monnaie oxygénée (principe vital)* est échangée contre la *monnaie carbonique (principe mortel).* Les poumons des coureurs se dilatent plus que ceux des grimpeurs. *L'enfant* supporte mal la fatigue locale et les grands efforts musculaires ; il a une *prédilection toute spéciale pour les exercices de vitesse* : il supporte l'essoufflement mieux que l'homme.

C'est pour cela que ce sont *les jeux* qui conviennent le mieux à son hygiène et à son instinct ; *ils ne viennent jamais troubler son équilibre esthétique*, ils font travailler *le système musculaire tout entier et tout spécialement les muscles respirateurs* qui assurent ainsi le développement nécessaire de la cage thoracique.

Le grand air est indispensable si l'on veut satisfaire au besoin impérieux d'oxygène. La peau, comme le poumon, *participe à la fonction respiratoire* d'une façon réduite, il est vrai, mais néanmoins réelle ; elle a donc tout à gagner de l'exposition au grand air.

Les grands principes qui doivent dominer les manifestations respiratoires au cours des exercices physiques sont les suivants : *inspirations larges et profondes* déplissant au maximum les sacs pulmonaires et *inspirations par les fosses nasales* qui réchauffent l'air oxygéné, en même temps qu'elles le purifient et l'humidifient, *expirations volontairement bien complètes* pour éviter l'encombrement des poumons par l'air carbonique.

VI. — A partir de l'âge de 15 ans, l'enfant devient un *jeune homme* (voir conférence sur la croissance) ; ses os se sont affermis et ses muscles se développent. Il se sent une *vigueur nouvelle* et devient *apte aux exercices de force*. C'est vers 16 ans que la *gymnastique proprement dite* avec ses agrès et ses barres va trouver son emploi ; mais il faudra surveiller les *adolescents* pour leur épargner les excès de fatigue et leurs conséquences.

Il faudra continuer chez l'adolescent le perfectionnement respiratoire de l'enfant pour donner à sa poitrine son ampleur définitive. *La poitrine est la région dont la croissance se prolonge le plus tard.* Plus un jeune sujet aura un développement précoce de la poitrine, plus il offrira de *résistance à la maladie et à la fatigue*. *Une respiration défectueuse n'est pas moins funeste qu'une alimentation insuffisante.*

Pour pouvoir affronter des fatigues sérieuses, le jeune homme doit être doté d'un *développement thoracique suffisant*. De 15 à 20 ans, la course doit donc faire partie intégrante de la gymnastique du sujet. Le sport ou grand jeu athlétique va se substituer aux petits jeux, seuls connus jusqu'alors.

Il faut, pour qu'elle soit vraiment utile et profitable, *que la course soit considérée comme un exercice méthodique ;* elle exige un *entraînement* et une *progression* comme tout autre exercice. Il faut bien veiller à ne faire courir ensemble, quand il s'agit d'enfants surtout, que des sujets de même âge physiologique et de force à peu près égale, pour éviter qu'une émulation trop vive ne les fasse sortir de leurs allures et risquer les dangers d'un essoufflement excessif.

Les adolescents bénéficieront donc des exercices de vitesse qui perfectionneront leur développement thoracique et des exercices de force qui, comme les haltères, les agrès et la lutte, à remettre en honneur, *leur procurerait la vigueur, la résistance et l'adresse.*

VII. — *Les modifications heureuses dues à l'exercice physique ne se maintiendront que si le sujet s'entretient dans cet exercice* jusqu'aux confins de la vieillesse ; à cette seule condition, il pourra transmettre à sa génération les avantages d'un tempérament solide et robuste. Il faut bien se souvenir que *le développement musculaire n'est rien sans une vaste surface pulmonaire, sans un cœur ferme et énergique, sans un estomac et un intestin parfaits et sans un système nerveux régulateur, calme et puissant.*

En sachant appliquer à l'enfant une *éducation physique hygiénique* qui visera surtout *l'appareil pulmonaire* et, par retentissement, *l'appareil digestif* ; en sachant doser pour l'adolescent la contribution exacte de cette *même éducation hygiénique* d'une part et de *l'éducation physique athlétique* d'autre part, qui, elle, s'adressera aux appareils musculaire et cérébral, on arrivera à *créer des athlètes qui devront maintenir parfaite leur condition physique.*

L'éducation physique tient toujours ce qu'elle promet. Ainsi que l'a écrit si judicieusement M. le médecin principal Thooris : « *Il n'y a qu'un véritable athlète complet, c'est celui qui dure.* »

VIII. — *Les différences sexuelles dans l'espèce humaine*, au point de vue forme et structure, sont trop nombreuses et trop marquées pour appliquer les mêmes méthodes d'éducation physique aux filles et aux garçons.

Jusqu'à 10 ans, les indications hygiéniques sont les mêmes pour tous et visent la respiration. A partir de ce moment, la différence va en s'accentuant jusqu'à l'âge adulte ; la raison en est que *les filles n'ont pas le même développement musculaire que les garçons*, alors que dans les espèces animales, la différence de force et d'aptitude au travail est presque nulle entre le mâle et la femelle. Les plus durs travaux n'arrivent pas à donner à la femme une allure musculaire complètement virile. Le dynamomètre indique la force de la femme égale aux 2/3 de celle de l'homme.

Au moment de la puberté, il ne faut pas d'efforts intenses chez la fillette ; l'adolescente n'a besoin que de mouvement et d'activité.

Alors que la gymnastique du jeune homme, d'hygiénique est devenue athlétique, celle de la femme doit rester hygiénique ; sinon, elle sacrifie l'élégance naturelle de ses formes et la vigueur de sa constitution. La spécialisation fonctionnelle de la femme (grossesse, allaitement et menstruation) rend la femme fragile quand on y surajoute les fatigues musculaires.

La femme réclame à l'exercice physique ses effets généraux et non ses effets locaux. L'élément hygiénique dont la femme a le plus besoin, c'est le *grand air* ; aussi tous les jeux de plein air sont excellents pour la jeune fille (tennis, courte paume, danse, saut à la corde, jeux de grâce et de volant). Pour compléter les résultats heureux de ces jeux, *toute la gymnastique harmonique et les danses rythmiques, conseillées par le maître Démeny,* seront pleines d'avantages. Des exercices de *jonglage et de port de poids légers en équilibre sur la tête* assureront à la femme l'adresse et *l'élégance* de la tournure et de la taille.

Au point de vue athlétique, les courses modérées comme durée et comme vitesse, bien progressives ; *les sauts en longueur et hauteur sans exagération ;* les lancers du javelot *allégé,* permettront à la femme de faire face aux nécessités journalières qui pourront se présenter. *Le saut en profondeur, le saut à la perche et toutes les compétitions sont à interdire de façon formelle.*

Au point de vue sportif, le hockey et les jeux de ballon à la main (*baskette-ball, wolley-ball*) sont à conseiller *si l'on en atténue les règles.* En ce qui concerne le ballon au pied, *les avis sont partagés, et si tout le monde est d'accord pour proscrire complètement le rugby,* certains admettent, avec *grandes réserves, l'association sur terrain réduit avec ballon léger, sous forme de délassement, sans jamais tenter le match.*

La jeune fille, comme le jeune homme sera prévenue qu'elle aura à prolonger, le plus loin possible dans sa vie, sa bonne condition physique ; car, *plus que l'homme, la femme fait rejaillir sa puissance physique sur sa descendance.*

L'éducation physique bien comprise doit procurer à la femme une *belle santé,* se manifestant par une fonction respiratoire largement épanouie ; une *esthétique parfaite,* reflétée par l'élégance de ses formes et de sa tournure et une *vigueur suffisante,* spécialement localisée à sa sangle musculaire abdominale, pour l'accomplissement de son rôle social.

CONCLUSION

L'éducation physique est une chose utile pour tous. Ses services ne s'arrêtent pas à l'individu, ils s'étendent à *toute la nation,* servant ainsi le double intérêt de la *défense de notre patrie* et de la *préparation des générations fortes.*

L'exercice physique est un élément moralisateur par le *travail* qu'il exige, l'énergie qu'il entretient, la *volonté* qu'il perfectionne, l'endurance et l'abnégation qu'il suscite, la *discipline* qu'il engendre et le *courage* qu'il révèle.

Lyon, *31 décembre 1922.*   Le Bureau Fédéral.

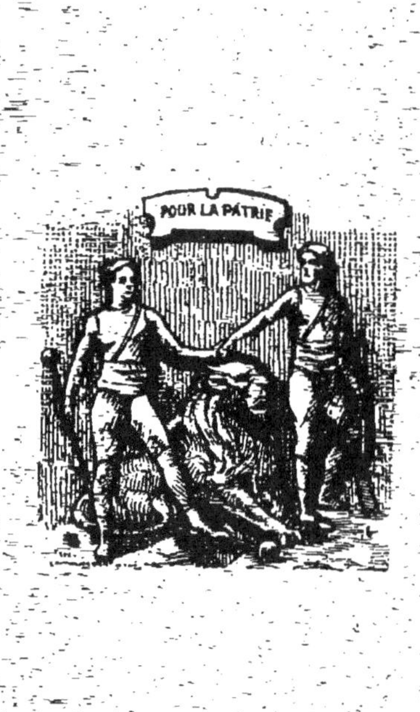
POUR LA PATRIE